I0842940

MALATTIA FORMATIVA

Elisa Amoretti

MALATTIA FORMATIVA

COME SUPERARE LA MALATTIA IN 5 PASSI

a cura di: Eleonora Di Vico

Titolo originale: Elisa Amoretti, a cura di Eleonora Di Vico, *Malattia formativa*

Dedico questo libro a tutte le persone che si sono messe in cammino verso l'illuminazione, per chi come me ha avuto il coraggio e la forza di amare sopra ogni cosa. Per chi ha scelto il coraggio invece di arenarsi e scoraggiarsi davanti alla paura, perché diciamolo, chi non ha paura in questo momento? Scrivo questo libro per condividere la mia esperienza e farla comune ad altre persone, che hanno anche loro attraversato questo momento da sole, o che stanno attraversando. Che possa essere uno strumento di crescita e di condivisione tra persone disposte ad amare.

*Inoltre, voglio dedicare questo libro a mia nonna **Nives**, l'unica persona che ha creduto in me e mi ha dato forza in un momento così difficile.*

INDICE

PREFAZIONE

Ho conosciuto Elisa in una situazione molto particolare, dove dovevamo lavorare insieme ed ognuna di noi doveva tirare fuori fantasia e propositività quasi a tempo zero: l'animazione turistica. Abbiamo poi avuto modo di conoscerci meglio anche come coinquiline e con lunghe passeggiate in spiaggia ad orari improponibili.

Elisa è una persona che con la sua allegria travolge tutti, ma anche estremamente sensibile. Ci mette il cuore (emiliano!) in ogni cosa che fa e non è da meno questo libro, in cui troverete una grossa porzione dei suoi stati d'animo.

Diversi passi spiegheranno come affrontare un momento difficile della vita di un essere umano come la malattia, che ha bisogno di calore e amore, antidoti che vanno ben oltre le sole medicine. Un piccolo conforto e una spinta a credere di più in se stessi, non solo per chi deve assistere un infermo in prima persona, ma per chiunque stia vivendo o abbia vissuto almeno una volta il malessere di una persona cara, da vicino o da lontano.

Eleonora Di Vico

INTRODUZIONE

Ho attraversato il periodo in cui mia madre è stata malata in ospedale, da sola, e posso dire di aver trasformato questa esperienza in forza di coraggio, pazienza e amore. Sono momenti difficili quelli che si affrontano, prima di tutto per la persona che non sta bene di salute, poi per le persone che le stanno accanto, perché vorrebbero fare di tutto, pur di vederla fuori dall'ospedale e in piena salute. È stato un momento di grande coraggio, mi ha dato l'opportunità di credere in me stessa e pensare che da soli si possono fare grandi cose.

Ero sola e nessuno credeva nella mia sensibilità, in quello che dicevo; mi sono ritrovata a vivere una situazione di scoraggiamento e tristezza, e proprio in quel momento ho iniziato a credere nel mio valore e alla grande sensibilità che avevo nel percepire gli eventi e le situazioni.

Se stai affrontando anche tu questo momento, voglio farti un grande in bocca al lupo e darti l'opportunità di credere che tutti i problemi sono risolvibili, basta buona volontà, fiducia e pazienza. Alle volte, capitano gli eventi per proteggerci e dirci di cambiare strada, oppure vogliono solo illuminare una parte di noi stessi che tendiamo a reprimere: la nostra ombra. Solo se saremo in grado di illuminarla, saremo in grado di percorrere la via della salute, della guarigione e condurre la vita che abbiamo sempre sognato.

In bocca al lupo! Per qualsiasi domanda, condivisione o

confronto potrai trovarmi all'indirizzo e-mail: <u>sharefigs@gmail.com</u>.

PASSO 1:
INTUIZIONE

È iniziato tutto in una notte: fino a un attimo prima ero stata accanto a mia madre, in una stanza di ospedale a farle compagnia. La mattina dopo la trovai in condizioni pessime, era in stato di shock. Rimasi allibita dalle condizioni di salute in cui la vidi, ero senza parole. Non sapevo come affrontare la situazione e rimasi sbalordita dalla poca serietà con cui i medici avevano trattato il paziente e i famigliari: nessuna comunicazione telefonica di avvertimento.

Al primo accertamento e alla prima visita la dottoressa espresse le parole: "Va tutto bene". Mi trovai in una condizione insolita: ebbi la sensazione di essere stata presa in giro, mi accorsi della poca sensibilità con cui il medico aveva trattato il proprio paziente. Quelle parole scontate, un atteggiamento freddo e distaccato, come se stesse da un'altra parte del mondo. Ammiro la professione di medico, come tutti i professionisti che lavorano per aiutare lo stato di salute delle persone, ma quando percepisco poca sensibilità verso i pazienti, oppure un atteggiamento sbrigativo, non attento alla qualità, ma alla quantità, mi dispiaccio in prima persona per i professionisti. Eseguire questa professione penso sia possedere quelle qualità, di cui non tutti disponiamo, di comprendere a prima vista, attraverso i segnali del corpo, il nostro dolore e la nostra malattia. Si tratta quindi di possedere una sensibilità diversa rispetto alle altre persone.

Trascorsa la giornata in ospedale, verso sera arrivai a casa. Dopo aver cenato e sistemato i lavori di casa, mi appoggiai sul letto e mi addormentai immediatamente. Durante quel periodo il sonno era profondo e breve, bastò un istante per ricordare ad occhi aperti cosa sognai quella notte.

Sognai mia nonna, la madre di mia madre, che mi sussurrava all'orecchio: "Elisa, assumiti la piena responsabilità, perché se no, la situazione si mette male."

Sono parole crude, quelle che avevo appena sentito e visto con i miei occhi, che per tanto tempo mi hanno assistito in questo percorso, in cui mia madre è stata poco bene di salute.

Ero molto affezionata a mia nonna, ho passato con lei i miei primi anni d'età e il suo ricordo è ancora vivo. Abbiamo passato tanto tempo in cucina, a fare krapfen e marmellate, al solo ricordo di averla al mio fianco, mi rassicura e mi riempie il cuore di gioia.

Nel sogno mi guardò dritta negli occhi, mi confortò e mi diede coraggio, ma soprattutto fiducia.

È stato un sogno che mi ha cambiato la vita.

Mi svegliai con l'affanno, ma cercai il più possibile di razionalizzare il sogno, dando priorità agli eventi traumatici accaduti.

Subito non gli diedi molta importanza, ma a distanza di giorni

e notti continuai a fare lo stesso
sogno, identico.

Ho sognata mia nonna molte notti
di seguito, finché mi accorsi di
osservare il sogno da un'altra
angolazione. Non diedi molta
importanza alle parole espresse,
ma cercai di osservare e
comprendere la figura della nonna.
Ad una prima impressione venni
spaventata nel vedere una persona
dell'Aldilà, poi cercai di
comprendere per quale motivo gli
angeli giungono a noi e ci portano
dei messaggi.

Da quando feci questo cambio di mentalità, le cose mutarono immediatamente, perché in me si instaurarono energie mai esplorate. Venni quindi attratta da un centro erboristico nel cuore di Parma. Vi erano numerosi negozi, ma venni affascinata proprio da quello nello specifico.

Fui accolta dalla padrona di casa: sembrava una "stregona" buona, vestita di scuro, con una lunga gonna nera e una camicetta larga dello stesso colore. Il viso era paffuto, gli occhi scuri e i capelli mossi di colore rosso. Quel giorno aprì il negozio in ritardo. Prima del mio turno, c'era una giovane ragazza bionda, elegante, dall'aspetto curato. Studiava medicina, era con la madre. Fecero in un attimo. Toccata e fuga.

Poi, venne il mio turno. La "stregona" mi guardò, in quel momento eravamo sole all'interno del negozio. Comprese qualcosa nei miei occhi lucidi e mi chiese: "Signorina, cosa c'è che non va?". Scoppiai in lacrime. Fino a quell'istante, questa semplice domanda non me l'aveva posta nessuno.

Parlai con questa signora per ore, le spiegai nel dettaglio le preoccupazioni che avevo verso mia madre e la situazione che stavo vivendo. Fu lei a darmi speranza, ha lanciato un piccolo seme in un terreno mal coltivato.

Spiegai a questa signora che i medici non avevano dato speranze di buona guarigione a mia madre ed ero addolorata al solo pensiero, perché dentro di me c'era qualcosa che mi portava in direzione opposta e confermava la certezza della soluzione al problema.

"Coltiva buoni
pensieri nella tua
mente."

Coltiva buoni pensieri nella tua mente e, se non è così, prova a valutare quello che ti è stato detto e cerca mille soluzioni finché potrai dimostrare il contrario. Metti in dubbio sempre i pensieri e cerca la verità; ricerca sempre, la natura ti è in aiuto.

Quando avrai ricercato per giorni e anni, potrai dire di non avere compreso niente. Ci crediamo troppo bravi su tutto e tutti, senza esserne consapevoli e comprendere la verità delle cose.

Quando ti comunicano certe cose, non sai cosa fare, se non scoppiare in lacrime. Ma dentro di me c'era qualcosa che mi continuava a dire di non perdere la speranza, di andare avanti nel percorso e crescere, come se fosse un piccolo seme appena piantato in un terreno.

Ero spaventata, sconvolta e triste, ma con la forza e il coraggio di andare avanti, soltanto perché avevo fiducia in mia nonna. Mia nonna è stata una donna dal cuore d'oro, onesta, genuina. Si sacrificava molto per la famiglia e per il bene comune. Eravamo molto unite e avevo la sensazione di essere compresa, capita per quella che sono realmente.

Ricordo un evento particolare all'età di circa 5/6 anni: era solita venirmi a prendere dopo la scuola, e quella mattina le insegnanti ci avevano portato in un circolo a fare il gioco della lotteria. Dovevano estrarre l'ultimo numero ed io tenevo tra le mani l'ultimo pezzo di carta che avevo.

Mi alzai e andai verso il cestino della spazzatura, perché dissi:

"Oramai non posso vincere! È terminata la lotteria." Ma proprio l'ultimo numero, che avevo tra le mani, era il numero del primo vincitore della lotteria. Avevo appena vinto una televisione. Una bella televisione grigia, di dimensioni modeste, durata fino a pochi anni fa.

Uscita dal cancello della scuola, andai incontro a mia nonna correndo e dissi: "Nonna, nonna, ho vinto una televisione!" Lei, incredula, mi rispose: "Elisa non scherzare!"

Alla fine, andammo insieme a ritirare il premio della lotteria; ero così contenta di avere al mio fianco mia nonna. Credeva molto in me e mi lasciava in piena libertà. Mi ha insegnato a fare le cose con pazienza e una cosa alla volta.

È stato un bel momento da ricordare e da alimentare per la mia mente, un ricordo sempre vivo dentro di me.

"Abbi sempre
fiducia in te
stesso, anche
quando le cose si
mettono male.

La fiducia verso se
stessi è la cosa più
importante."

"L'intuito vede

sempre un attimo

prima degli occhi

e non sbaglia

mai."

Ritornando a noi, all'incontro avvenuto con la "stregona" buona del centro erboristico, le raccontai che mia madre aveva un problema di salute dovuto ad un abbassamento delle difese immunitarie; le spiegai nel dettaglio l'accaduto. Mi stette ad ascoltare in silenzio. Appena terminato il discorso, prese in mano il telefono e chiamò un dottore di fiducia, con cui si confrontò. Nel frattempo mi disse: "Signorina, a tutto esiste una soluzione"; mi comunicò che anche lei aveva attraversato un momento come questo con sua madre e di come a volte le situazioni di salute vengono sottovalutate e non prese nella giusta considerazione dalla medicina ufficiale.

Mi espose di come era possibile risolvere il problema, mi parlò con dolcezza e naturalezza, mi diede alcuni farmaci naturali e andai verso casa. Ero lungo la strada principale della città, attraversai il centro commerciale e mi diressi verso il parcheggio in cui avevo posteggiato la macchina. Mi volli fermare un istante nella libreria accanto al parcheggio e mi soffermai su un libro in particolare: "*Malattia e destino.*

Il valore e il messaggio della

malattia" di Thorwald Dethlefsen

e Rudiger Dahlke, traduzione e

presentazione di Paola Giovetti,

Edizioni Awimmm.

Fu un libro che mi ha cambiato

modo di vedere le cose e la

capacità di tradurre i sintomi del

nostro corpo. Un libro abbastanza

di non facile comprensione ad una

prima lettura: il giusto approccio

sarebbe quello di rileggerlo più

volte a distanza di tempo.

Questo libro lo comprai una prima volta. Ricordo che ero in casa da sola, in sala, vicino al camino; lo lessi una sola volta e cercai di comprendere il significato della malattia di mia madre. Subito dopo lo strappai, lo buttai all'interno del camino e gli feci prendere fuoco. Non volli comprendere la verità, non riuscii a comprenderla e a metabolizzarla, perché una parte di me non voleva affrontare così tanta sofferenza e dolore. Alle volte, la verità è più difficile e più dolorosa di una malattia.

Non siamo sempre pronti ad affrontare la realtà e a prendere la situazione in mano, soprattutto quando i problemi diventano più grandi di noi.

La seconda volta, pentita del gesto che avevo fatto, lo cercai su internet. È possibile trovare il libro intero sul primo motore di ricerca e procurarselo gratuitamente. Lo scaricai e lo stampai.

Lo lessi due volte ancora e cercai di prendere coraggio e forza nell'interpretare il problema che stavo vivendo e provare a trovare una soluzione utile per venirne fuori.

Ad oggi, dico che è molto difficile, ma non impossibile: se ci sono riuscita io, sono cerca che riuscirai anche tu.

Cercai di comprendere il motivo per cui mia madre si trovava in un letto di ospedale, e come mai si ammalò di questo fungo, un fungo simile a quelli che si trovano nei boschi nelle prime piogge di ottobre.

Andai a farle visita con un'altra consapevolezza e mi comportai in modo diverso rispetto a prima, più cosciente della situazione che stava vivendo e capace di sostenerla in qualsiasi momento.

"Credi sempre in
te stesso e nelle
tue intuizioni,

sii consapevole."

PASSO 2: EMPATIA

L'empatia è la capacità di comprendere appieno lo stato d'animo altrui, sia che si tratti di gioia, che di dolore. Il significato etimologico del termine è *sentire dentro, mettersi nei panni dell'altro*.

L'empatia è quella capacità innata di comprensione che abbiamo quando siamo in tenera età, e poi ne perdiamo di vista la vera importanza. È stato fondamentale comprendermi in prima persona e comprendere la persona che avevo davanti, per poterla aiutare in tutti i modi possibili. Se non li conoscevo, cercavo strumenti e conoscenze opportune, per poter dare un aiuto concreto.

Sembrerà strano, ma di fronte alle esperienze forti, crude, al dolore, si è capaci di comprendere il bene, quella luce dentro di noi. Forse dovremmo chiederci se l'uomo è malato attraverso la malattia, oppure originariamente, tramite quel pensiero che conduce l'uomo attraverso le difficoltà a comprendere lo splendore della vita e della ricchezza che ne possiede.

La natura è abbondanza, felicità, gioia, libertà, espressione di emozioni, colori, sensazioni, profumi, spesso e volentieri ne perdiamo il contatto, trascurandola, sfruttandola a nostro vantaggio per averne un rendiconto monetario.

Ci hai mai pensato?

Prova a concentrarti su questo aspetto e a cogliere l'importanza e il valore che ci è stato donato.

Penso che la malattia, "malattia formativa" nel mio caso, mi abbia insegnato tanto, mi abbia fatto comprendere i valori dell'uomo, me stessa, la natura, la sensibilità, i gesti e quei piccoli accorgimenti che se ti soffermi un attimo la natura ti dona accogliendoti con le sue braccia aperte.

La malattia è solo un messaggio da decifrare e grazie ad essa ognuno può scoprire dentro di sé potenzialità impensate che aprono il cuore all'amore.

Nel nostro corpo si esprimono solo le informazioni della coscienza: sarebbe inutile trattare solo la materia, poiché non ne è la vera causa. Sarebbe più opportuno andare all'origine del problema, dove risiede il principio.

"Se l'anima si ammala, essa consuma il corpo."

Ippocrate 460-377 A. C.

Alcune domande, che mi sono state utili in questo periodo formativo sono:

"Chi sono ?"

"Cosa sono venuto

a fare su questa

terra ?"

"Qual è lo scopo

della mia vita ?"

Semplici interrogativi, ma che a noi tutti toccano dal più profondo, perché se l'uomo è sottoposto a grandi interrogativi, è capace di fare nuove connessioni neurali e quindi grandi cose.

Personalmente mi è capitato di sottopormi a questi interrogativi proprio mentre mia madre era in ospedale; grazie a lei, ho compreso il reale significato di chi ero, del senso della mia vita e di cosa ero venuta a fare.

Ho compreso che sono l'unione dei miei genitori, che sono

composta da un'energia della Terra e un'energia del Cielo, grazie ad esse sono venuta a scoprire la mia anima, quell'energia interna che noi tutti abbiamo e che a volte, ne perdiamo il contatto.

Questo aspetto molto spesso è ignorato, perché ancora oggi non si comprende l'uomo nella sua essenza, ma ci si limita a vederlo come una forma materiale, ma esiste qualcosa di più oltre all'apparenza. All'interno del corpo si esprimono i pensieri dell'anima, e la malattia è soltanto

una manifestazione di qualcosa di
metafisico, che si è generato in un
corpo, ovvero la materia.

"Se vuoi comprendere in maniera reale un problema, vai alla radice."

La malattia metta a dura prova il coraggio di chiunque. Ritagliati dei momenti per te, cerca di coltivare pensieri positivi e fai ciò che appaga la tua anima: soltanto così potrai coltivare il buono che è dentro di te.

Dovrai avere forza e coraggio, ad affrontare i problemi che verranno, dal punto di vista reale, comprendere ciò che prima non avevi compreso e far sì che possa essere uno strumento a tuo vantaggio; affrontare la malattia da un punto di vista "formativo", come un'occasione che ti possa migliorare e insegnare qualcosa di te stesso che prima non avevi compreso. La malattia non è altro che il richiamo della tua anima, ti sta chiedendo di riconnetterti perché non sei allineata a lei. Osserva te stesso dall'interno per poter generare dei cambiamenti veri e propri nel mondo esterno. Soltanto in questo modo riuscirai ad essere più consapevole delle dinamiche che si sono generate.

Prima comprenderai questo messaggio, prima ti porterà ad evolvere e a trarne un vantaggio, per riuscire finalmente a sfoggiare quel meraviglioso sorriso che hai sul volto.

Quel sorriso, oramai spento che la vita non ti ha costretto a sacrificare, ma a sfoggiare e a renderne luce. La tua anima ti sta dando l'opportunità di crescere ed evolvere, cercando di comprendere la tua ombra, quel qualcosa che dentro di te cerchi di reprimere da tempo, e per paura non vuoi affrontare. Eppure, le nostre emozioni vengono a noi per essere comprese, non represse, sono il linguaggio della nostra anima, è un importante strumento di comprensione di noi stessi. Non tentare di rendere razionale qualcosa che non lo è, lo sottovaluteresti e perderesti di vista l'opportunità che la tua anima ti sta dando.

Sii consapevole delle dinamiche che hai generato e cerca di fare del tuo meglio per affrontarle e superarle con il sorriso. Sii felice che il mondo ti stia dando un'opportunità di crescita e di connessione col tuo sé superiore.

Se hai accanto una persona malata, abbandona ciò che stai facendo, fai di tutto per aiutarla e stalle vicino

in questo periodo; a noi tutti
farebbe piacere avere accanto
qualcuno che possa comprenderci
in ogni occasione, che ci capisca e
possa aiutarci in questi momenti
difficili.

Cerca di non lamentarti e sii forte:
questa malattia in fin dei conti non
è altro che l'espressione della
manifestazione di amore. Sii
cosciente che sei sottoposto ad una
grande forza di coraggio che la tua
anima ti sta chiedendo di superare,
e dopo di essa avrai tante cose
belle che la vita ti dona ogni
giorno, ma che prima non eri in

grado di osservare, poiché non eri
in contatto con il tuo vero sé.

Sfrutta questo momento e rendine
grazie a te stesso e alla vita intera.

"Sii coraggioso".

Per condurre questo periodo al momento di guarigione mentale e fisica devi credere in ciò che stai pensando e ciò che stai vivendo, quindi è fondamentale circondarsi di persone che ti conoscono, che condividono il tuo stesso pensiero. Nel caso non fosse così, non abbatterti: il mondo è pieno di nuove opportunità, ed esistono centri olistici a riguardo che creano gruppi gratuiti, eventi formativi, libri, audiolibri, webinar in grado di poterti aiutare. Cerca di crescere e progredire in questo momento, la realtà é che stai vivendo una fase di cambiamento ma prima non avevi gli strumenti per poter evolvere.

Ora sei qui per farlo: ricerca più che puoi, condividi il tuo pensiero con più persone possibili, confrontati, cerca ogni informazione che ti possa aiutare. Dialoga con dottori, specialisti, sono qui per questo. Non distaccarti troppo dalla malattia, ne perderesti di vista e più tardi faresti fatica a connetterti, perché ci vuole molta pazienza e comprensione.

Poniti un obiettivo fondamentale in questo momento: l'illuminazione, non la guarigione, ma qualcosa che ti possa aiutare a migliorare la vita.

Non avvilirti e non buttarti giù di morale. Se devi esprime le tue emozioni, datti l'opportunità e non sopprimerle. Migliorati ogni istante e ricerca più che puoi.

È utile farsi degli schemi, semplici con dei messaggi sulla persona malata: così facendo potrai aiutarla e avrai le idee chiare in merito. Fidati solo del tuo istinto, non credere a nessuno, fidati solo di te stesso.

Sei la cosa più importante che esista, non conosci la sua magnificenza e la sua estrema forza. Cerca di prendere questo momento per te stesso, ascolta il tuo pensiero e conducilo verso la meta.

"Conduci il tuo
pensiero verso
l'illuminazione."

PASSO 3:
ASSUMITI LA PIENA RESPOSABILITA'

Ora che hai compreso te stesso e preso coscienza della forza interiore che hai, assumiti la piena responsabilità del problema, fallo tuo e cerca di risolverlo il prima possibile. In questo momento hai bisogno di agire: mettiti in moto per risolvere la problematica e cerca di comprendere in prima persona il rimedio che i dottori stanno adottando per il paziente.

Solo così riuscirai davvero a comprendere le dinamiche dell'accaduto e a farti carico della difficoltà.

Assumiti la piena responsabilità di chi sei e cosa sei venuto a fare. Agisci, non si ha molto tempo per attendere alcune circostanze. Ora che hai compreso le dinamiche che hanno scaturito l'evento, non ti rimane altro che entrarci dentro e risolverlo alla radice. Così facendo riuscirai a scioglierlo e trascorrere la vita in tranquillità e piena salute fisica.

Quando siamo responsabili di noi stessi, degli eventi che scaturiamo, abbiamo raggiunto una grande conoscenza di noi, preso visione degli aspetti positivi e degli aspetti negativi di noi stessi; ciò significa mettersi a nudo, scoprirsi e illuminare così le parti in ombra di noi stessi.

Davvero ti faccio i miei complimenti, anche solo per un istante, se hai raggiunto questa visione. Significa che hai già fatto più della metà, che ti aspetta solo la luce e quella serenità tanto attesa.

È davvero complicato passare queste vicissitudini e non rimanerne scottati, ma se si è umili e comprensivi nel percepire gli eventi, significa che si è maturi abbastanza nell'affrontare la malattia e proseguire nello sviluppo della propria evoluzione. Nel migliorare come persona, sia mentalmente che fisicamente e comprendere le leggi universali che ci governano.

Sei un guerriero, una persona umile e volenterosa, pronta a sacrificarsi per il bene comune. Non è da tutti fare questo percorso di crescita, vedere la malattia come strumento, come messaggio del corpo per segnalarci che qualcosa non va ed affrontare con sincerità, umiltà i problemi e avere forza nel volerli risolvere.

Mia nonna mi diceva sempre: "Quando fai una cosa, dedica anima e corpo in quella. Non fare due cose in una volta, le faresti male."

"Risolvi il
problema alla
radice."

Devo molto a mia nonna; mi ha insegnato semplicità, onestà, perseveranza e soprattutto tanto amore. Avere un grande cuore è una grande ricchezza. Solitamente siamo abituati a confrontarci con persone che chiudono il loro cuore davanti a paure e sofferenze. Essere invece disposti ad aprire il proprio cuore nonostante i problemi non è da tutti.

È un grande gesto d'amore e di umanità.

Penso che questo percorso in ospedale mi abbia fatto vedere una nuova versione di me stessa, ciò che prima non conoscevo. Mi ha insegnato tanto, qualcosa che porterò sempre dentro di me.

Ho attraversato tante difficoltà, ma con la fiducia e la speranza che avevo in cuore ero disposta a fare di tutto, con il solo scopo di aiutare mia madre nella sua difficoltà. Penso di essermi sacrificata per una causa in cui credevo, sottoposta a difficoltà estreme e di aver superato barriere, limiti mentali, che spesso e volentieri mi separano dalla realtà. Ho vissuto in mezzo a gesti a volte non condivisi, ma nonostante tutto è venuta fuori la parte più autentica di me, quella parte che avevo tenuto nascosta agli altri, ma soprattutto a me stessa: la parte più autentica.

Non è stato facile comprendere se stessi, la prima ad averne paura ero proprio io. Negli anni avevo inconsciamente accumulato pensieri negativi altrui, di persone che amavo o vicine a me, e che erano spaventate dalla mia stessa forza.

Perché alla fine non penso possano separare tanto le genealogie, le esperienze e le epoche, ma solo e unicamente il nostro pensiero. Ho avuto un'ottima insegnante: la malattia.

Sembrerà strano a dirsi, ma è stata proprio lei a farmi capire ciò che non avevo compreso di me stessa e con questo testo vorrei fare luce su quella parte di me che era in ombra. Vorrei che possa essere spunto per le persone che stanno attraversando un momento come il mio, spero possa essere uno strumento di consapevolezza per lo stato in cui ci troviamo e che possano trarne beneficio più persone possibili.

La vita penso sia un percorso che vale la pena di compiere, e di oltrepassare quelle genealogie che a volte dividono, quei pensieri che separano. Vale la pena di compiere questo tortuoso percorso per la propria salute e libertà. È giunto il momento di trovare la migliore versione di te stesso e portarla al mondo con fiducia e perseveranza. Trova la tua unicità, il tuo valore più grande e portalo alle altre persone.

"Qual è il mio

valore ?"

"Come posso
metterlo al
servizio
dell'umanità ?"

Sono giunta a comprendere il mio scopo e a trarne beneficio per l'umanità: condividere questa esperienza e creare un servizio online che possa aiutare più persone possibili in un momento come quello della malattia. Mettere al servizio di chiunque, dati che dovrebbero essere disponibili a tutti, ma che spesso e volentieri non si divulgano per paura. Vorrei aiutare più persone possibili, conoscere più specialisti possibili e avere maggiore conoscenza nel campo della medicina. Spesso alcune informazioni, gli esperti si rifiutano di farle circolare alla massa, ed è un vero peccato.

Un'opportunità nuova per tutti, maggiore comprensione della medicina come qualcosa di totale e non settoriale. Tutti i dati e le informazioni li abbiamo sotto ai nostri occhi, spesso e volentieri vediamo le cose da un'altra prospettiva e perdiamo di vista la realtà dei dettagli.

"Sii sempre te

stesso."

È una fase di cambiamento, quella che stai affrontando. La tua vera anima ti sta chiedendo esperienze nuove, pensieri nuovi; cerca di metterti in condizioni di realizzare tutto ciò che ti chiede e cerca di soddisfarla.

Hai nuove conoscenze di te stesso: sfruttale, mettile in campo per poter aiutare più persone possibili. Comprendi te stesso, quella parte più autentica che hai sempre rifiutato: illuminala.

"Ridisegna una
nuova versione di
te stesso".

Migliorati ogni giorno e cerca di fare più esperienze possibili. Cerca di saziare la tua anima, solo lei ti saprà aiutare: quella luce pronta ad attenderti.

Ogni mattina, appena sveglio, domandati: "Sto soddisfacendo la mia anima ?", "Sono contento della mia vita ?".

Cerca dunque di rispondere a queste domande, con verità e nessuna paura, perché tutte le volte che hai paura ti stai allontanando dalla tua parte più autentica. Quando c'è amore, non esistono

paure e rancori, sei nella luce, nel
bene e sei allineato alla tua parte
più pura.

"Sii coraggioso,

sempre!"

PASSO 4: POST-MALATTIA

Il periodo successivo alla malattia non è così facile, perché i ricordi sono ancora accesi e le ferite si devono rimarginare, quindi è opportuno trattare questo periodo con cautela e delicatezza. Sono necessari a ciascuno i propri tempi corporei e metabolici.

Il tempo è ridimensionato in un altro modo rispetto a prima, si considerano i valori su un'altra prospettiva, si rivalutano i pensieri e si dà la giusta importanza a ciascun avvenimento. Gli oggetti materiali vengono dopo rispetto alla propria vita e alla propria salute.

Si ha bisogno di tempi più lunghi, di maggior libertà e respiro. Si consiglia di trascorrere un buon periodo in vacanza, al mare o in montagna, in un posto tranquillo, lontano dai rumori e dallo stress.

Il corpo ha bisogno di riprendersi dal post-malattia, ma non tanto l'aspetto materiale di esso, quanto quell'aspetto energetico, ovvero i pensieri che diventano traumi e paure se non trattati con amore e delicatezza. Esistono sessioni di coaching che possono aiutare, capaci di trasformare un evento traumatico in energia positiva da portare nel mondo.

Quando non siamo ancora del tutto coscienti delle dinamiche che si sono instaurate in un evento di questa portata, è consigliabile farsi accompagnare da un esperto in materia, capace di sollevarci. È fondamentale trovare la persona più affine a noi. Il tempo è un grande consigliere. Mettere in ordine alcune dinamiche è opportuno, se in buona compagnia ancora meglio.

Non esitare a chiedere aiuto, tutti abbiamo bisogno di connessioni e di buone persone, capaci di far affiorare il meglio in noi, anche quando non riusciamo a comprenderlo.

"Le buone
connessioni
portano sempre a
buoni propositi e
buone azioni."

È fondamentale ripulire il corpo, l'anima, cogliere l'importanza e la capacità di trasformare gli eventi negativi in nuove opportunità. Disintossicarsi con meditazioni, seminari, danza-terapia e qualsiasi cosa che la tua anima e il tuo corpo richiedono. La natura ci viene molto in aiuto: abbracciare le piante, coltivare un orto, fare lunghe passeggiate in buona campagna, in mezzo ai boschi, affondare i piedi nella sabbia e guardare le stelle cadenti.

Cosa chiedere di più, se non semplicità e naturalezza? Riprendi il contatto con la natura e non perderlo mai più; è da lei che veniamo, ricordiamocelo ogni giorno che passa.

Ho trovato beneficio nel farmi il pane e le marmellate in casa, mi ricordavano la tranquillità e la serenità di mia nonna. È affiorato qualcosa in me, che genera pace e armonia.

Non sentirti mai arrivato, l'umiltà ti ha portato ad affrontare tante avversità, ma sono state proprio queste che hanno scaturito forza e

bellezza nei tuoi occhi. Sii grato a
te stesso sempre di più.

“Sii gentile con te
stesso !”

"Coltiva buoni
pensieri nella tua
mente."

"Al momento del
raccolto, troverai
buoni frutti."

La nuova versione di te stesso ti sta attendendo, sii fiero di ciò che hai superato e risplendi alla vita, sfoggiando quel meraviglioso sorriso che la natura ti ha donato.

Affronta la vita con serenità e percorri il tuo lungo viaggio. Le persone ti accoglieranno a braccia aperte, saranno fiere di te e guarderai alle spalle gli eventi che ti hanno cambiato la vita. Ringraziali, sono loro che ti hanno reso forte e coraggioso; le battaglie che hai affrontato sono giunte per dimostrarti la versione migliore di te stesso.

Sorridi alle mille avversità che la vita ti offre, per risplendere e per comprendere cose che prima non avevi compreso di te stesso. Sorridi sempre e non rinunciare mai a fare la cosa giusta. Sii coraggioso!

PASSO 5: MESSAGGIO

Sperimentare un evento così significa vivere dinamiche complesse. Si è sottoposti ad un'opera di coraggio mai vista, un'esperienza che ti insegna davvero ad amare, a quell'amore puro, incondizionato, mai provato prima.

È una prova con te stesso e la persona che sta vivendo un disagio. Ma cos'è davvero l'amore? Sembrerà una domanda scontata, ma non di facile comprensione.

Pensavo di conoscere il vero amore e alla fine mi sono accorta che non ne avevo bene compreso il significato. Ora posso dire che amare qualcuno è pensare al suo amore, mettersi nei panni dell'altro e non fare il proprio bene, ma quello della persona desiderata.

Amare con il proprio cuore, oltrepassare le barriere e donarsi, prendersi cura dell'altro come se fossimo noi stessi.

Desiderare il bene dell'altro e non pensare solo a se stessi, ma a quella forza meravigliosa, sovraumana dell'Universo.

Non avere mai paura ad amare, dona all'altra persona te stesso, come se fosse l'ultima cosa da fare su questo pianeta.

Abbraccia la vita, ama più che puoi, ama te stesso ogni giorno come se fosse l'ultimo.

Dona un semplice gesto e un sorriso alla persona che hai

accanto,   donalo
incondizionatamente.

Noi tutti abbiamo bisogno di donare amore e di ricevere amore.

L'amore è quella forza sovraumana che abbiamo dentro ognuno di noi. Solo amando potrai superare la malattia, essere in grado di comprendere il messaggio che porta con sé e superare questo momento, trasformandolo, trasmutandolo in via di guarigione e serenità.

In questo momento vince chi ama, chi è disposto ad amare ed essere amato.

Porta con te il significato della tua anima e trasformalo in amore puro incondizionato.

L'amore è uno scambio di energia positiva, che puoi canalizzare dentro di te così da poterla trasformare in azione da compiere per produrre altra energia d'amore.

Amare significa desiderare il meglio dell'altro, anche quando le motivazioni sono diverse. Amare è permettere all'altra persona di essere felice, anche quando il suo cammino è diverso dal nostro. È un sentimento disinteressato che nasce dalla voglia di donarsi, di offrire il proprio cuore alla persona che si ama, per questo l'amore non sarà mai fonte di sofferenza e dolore. Se hai sofferto per amore, in realtà hai sofferto per aver voluto bene.

La sofferenza e il dolore sono conseguenze degli attaccamenti. Se ami davvero, non puoi stare male, perché non ci si aspetta nulla dall'altra persona.

Quando ami qualcuno, una persona a te cara, ti offri totalmente senza chiedere niente in cambio, per il puro e semplice piacere di dare.

Grazie a questo periodo e attraverso la malattia ho scoperto che l'amore incondizionato verso mia madre è un amore puro e reale.

L'amore va oltre la rabbia, la paura, gli errori, è comprendere che l'altra persona ci sarà sempre, qualsiasi cosa accada. È semplice, pura compagnia energetica positiva.

Donare amore non ne esaurisce la quantità, anzi, l'aumenta. E per ricambiare tutto quell'amore, bisogna lasciarsi amare, aprirsi a nudo.

Il meglio è viverlo!

Concludo il testo portando con me un grande insegnamento e raccontando com'ero prima di

questa   situazione.   Avevo
l'abitudine di scusarmi per tutto.

Non stavo bene, scusa.

Non posso uscire, scusa.

Scusa se non posso stare con te.

Scusa se non ho assistito altre
persone che stavano male.

Scusa se non ti ho mandato un
messaggio o chiesto come stavi.

Scusa se mi manchi.

Chiedevo sempre scusa a tutti e per tutto, ma continuamente dimenticavo di chiedere scusa a me stessa.

Scusa per tutte le volte che non sono stata me stessa per paura di deludere altre persone, che non mi hanno mai voluto bene davvero. Scusa perché non mi sono mai amata affatto, persa nella paranoia, senza trovare il coraggio di buttarla via.

Dovrei chiedere scusa a me stessa, per tutte le volte che mi sono data colpe che non avevo, per non essermi sentita abbastanza intelligente, abbastanza sensibile e abbastanza speciale: abbastanza importante.

Chiedo scusa a me stessa per non essermi mai sentita all'altezza delle cose e delle situazioni, mi chiedo scusa, per essermi detta di non essere in grado di fare qualcosa, per aver donato attenzione e fiducia a chi non l'ha accolta.

Chiedo scusa a me stessa per non essere riuscita a dormire perché avevo paura di svegliarmi, per non desiderare cibo per nutrirmi. Paura di trascorrere un altro giorno per il terrore dei problemi e di pensare alla giornata come una guerra continua.

Per tutte le volte che ho nascosto le lacrime o mi sono isolata per accogliere il mio dolore, perché tendevo a reprimerlo, per cercare di dimostrare a me stessa che ero più forte di quello che ero in grado di fare. Per tutte quelle volte che mi sono lasciata in disparte e non ho colto il momento importante per me stessa, perché avevo bisogno di tempo per smaltire alcune situazioni vissute. Per tutte quelle volte che ho dato importanza a chi mi ha criticato senza conoscermi, per tutte quelle volte che mi sono fatta rubare l'allegria e la luce dentro di me. E mi dispiace per chi ad un sorriso e una gentilezza dà il valore di una stretta di mano, per chi guarda solo l'involucro e non il contenuto.

Mi dispiace per quelle persone che credono ancora alla sensibilità come a qualcosa di fragile e non ne comprendono il valore e l'importanza.

I momenti difficili arrivano per mettere a dura prova il nostro cuore e il nostro vero amore. Per comprendere e far risplendere il nostro vero valore. Esiste sempre un motivo per andare avanti: e il motivo più valido sei tu, sei tu la persona più importante, sei più importante di chiunque altro. E chiediti scusa per tutte le volte in cui hai dimenticato di essere felice e hai tolto la tua felicità per qualcun altro.

CONCLUSIONE

Concludo definitivamente, raccontando un aneddoto. Sono anni che trovo quadrifogli in mezzo ai prati, ho l'impressione di avere al mio fianco un angelo: mia nonna, che mi indirizza sulla via da percorrere. Ogni qualvolta trovo un quadrifoglio, la mia anima si sente fiduciosa e speranzosa, guardo in cielo e vedo il sorriso di mia nonna.

Dedico questo quadrifoglio a mia madre, un augurio di portare il proprio valore sempre in alto e di esserne grata. E infine un augurio a te che stai leggendo questo libro.

Il mio pensiero va a te!

Sii coraggioso e fai risplendere la tua anima.

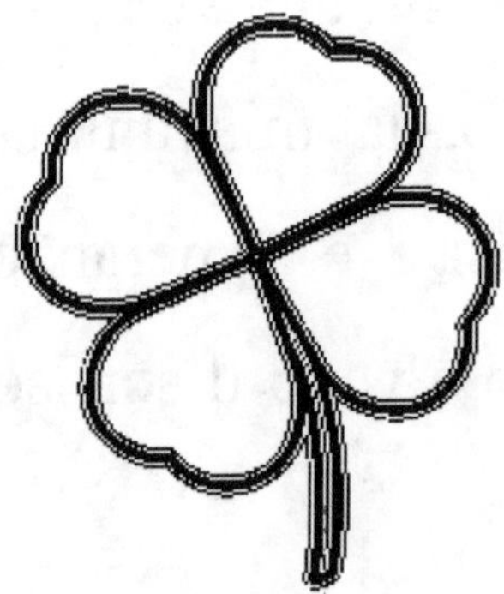

Figura 1. Quadrifoglio Love - la fortuna fatta apposta per te! Condividila

www.ingramcontent.com/pod-product-compliance
Lightning Source LLC
Chambersburg PA
CBHW061807250726

48657CB00001B/323